DE L'ÉPANCHEMENT TRAUMATIQUE PRIMITIF DE SÉROSITÉ

PAR

Henri ROSSIGNOL,
Docteur en médecine de la Faculté de Paris

PARIS
A. PARENT, IMPRIMEUR DE LA FACULTÉ DE MÉDECINE
29-31, RUE MONSIEUR-LE-PRINCE, 29-31.

1879

DE

L'ÉPANCHEMENT

TRAUMATIQUE PRIMITIF

DE SÉROSITÉ

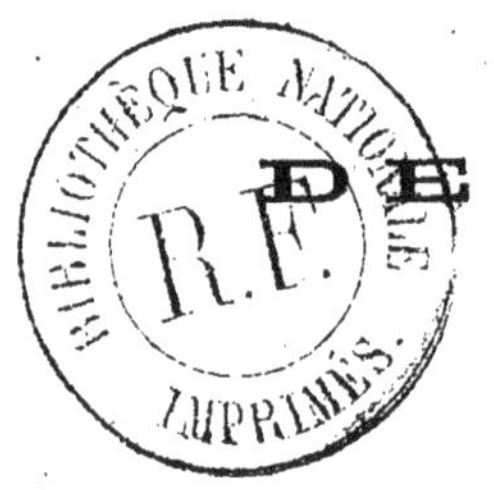

PAR

Henri ROSSIGNOL,
Docteur en médecine de la Faculté de Paris.

PARIS
A. PARENT, IMPRIMEUR DE LA FACULTÉ DE MEDECINE
29-31, RUE MONSIEUR-LE-PRINCE, 29-31.

1879

A LA MÉMOIRE DE MON PÈRE ET DE MA MÈRE

A MES PARENTS ET AMIS

Rossignol.

A MON PRÉSIDENT DE THÈSE :

M. LE PROFESSEUR VERNEUIL

DE

L'EPANCHEMENT TRAUMATIQUE PRIMITIF

DE SÉROSITÉ

INTRODUCTION.

Parmi les divers épanchements qui peuvent se produire dans le tissu cellulaire sous-cutané, à la suite d'une contusion, il en est un que nous nous proposons d'étudier dans notre dissertation inaugurale ; nous voulons parler de l'épanchement traumatique primitif de sérosité. Ce qui nous a amené à traiter ce sujet, c'est l'observation complète que nous avons prise depuis son entrée à l'hôpital de la Pitié, jusqu'à sa sortie, d'un malade atteint d'un épanchement de sérosité de la cuisse et de la région pubienne, consécutif au passage d'une roue de voiture sur ces régions. Cette variété d'épanchement qu'avait observée Pelletan et que Velpeau avait également vue, n'a été décrite pour la première fois d'une manière complète que par Morel-Lavallée. Aussi est-ce à son excellent mémoire publié dans les *Archives générales de médecine* du mois de juin 1853, que nous avons principalement puisé pour notre modeste travail.

CHAPITRE PREMIER

HISTORIQUE

Il existe dans les archives de la science quelques exemples d'épanchement traumatique de sérosité, mais ils avaient été mal interprêtés ; on avait bien noté quelques-uns de ses principaux caractères, mais sans en saisir la vraie signification ; en un mot l'épanchement de sérosité était resté confondu avec l'épanchement sanguin. On trouverait difficilement, croyons-nous, chez les auteurs anciens la trace de la distinction de ces deux collections. Quelques-uns ont cru voir, dans une observation que Lamotte a insérée dans son Traité de chirurgie publié en 1822, une preuve que cet auteur aurait connu l'épanchement séreux. Bien que cette observation ne nous paraisse pas concluante, nous en donnerons cependant le résumé.

Observation I. — Pression par une roue de voiture. Epanchement occupant le bras. Ponction.

Au mois d'août 1813 Lamotte fut appelé auprès d'un homme sur le bras duquel était passée une roue de voiture. Il y avait contusion et ce chirurgien constata la tuméfaction occupant le bras depuis la partie supérieure jusqu'au coude inférieurement, et formant une tumeur de la grosseur au moins de deux œufs mis bout à bout. On crut à du sang, Au bout de quinze jours on ouvrit et il en sortit un « sang clair et haut en couleur. » (Lamotte, Traité de chirurgie, tome Ier, p. 416.)

Si nous citons cette observation c'est parce qu'elle nous semble montrer que c'est Lamotte le premier qui ait fait la distinction entre un épanchement de sang et un épanchement d'une autre nature. Mais elle ne saurait prouver, à notre avis, que ce chirurgien ait connu l'épanchement de sérosité.

En 1810 dans sa Clinique chirurgicale, Pelletan publia certaines observations qui nous portent à croire que cet auteur a connu les épanchements séreux. Qu'il nous suffise de relater ici une de ces observations qui nous a paru autrement concluante que celle de Lamotte. En voici le résumé :

Obs. II. Epanchement de la cuisse produit par une roue de charrette. Incision. Issue de sérosité rougâtre. Guérison.

Une roue de charrette passe sur la cuisse d'un individu, et bientôt apparaît sous la peau un épanchement de volume indéterminé. Pas de fièvre ; pas d'accidents. C'est un épanchement avec fluctuation d'une matière, dont la légèreté annonçait qu'elle était « aqueuse; le fluide était flottant dans la poche qui le renfermait et qu'il ne remplissait pas en entier. » Après deux mois, ne remarquant aucun changement, le chirurgien fait une incision dans le point le plus déclive, il en sort plus d'une livre de « sérosité rougeâtre et limpide. » Compression méthodique de toute la largeur du foyer, ne laissant libre que son ouverture; il s'en échappe encore une assez grande quantité de sérosité, mais au bout de quelques jours le recollement des parties fut complet et la plaie ne tarda pas à guérir. (Pelletan, Cliniques chirurgicales, Epanchements de sang, t. II, p. 130.)

En 1827, J. Cloquet lut à l'Académie de médecine une observation dont voici le résumé succinct :

Obs. III. — Epanchement de la région lombaire et de la partie latérale de la poitrine. Incision. Issue de sérosité. Compression. Guérison.

A la suite d'un accident de voiture un homme reçoit une forte contusion à la région lombaire et à la partie latérale gauche de l'abdomen et de la poitrine. La peau est décollée, soulevée par un liquide dont la fluctuation se fait sentir depuis la région lombaire jusque vers le muscle droit de l'abdomen et au dessus du grand pectoral. Incision au bas de la région lombaire. Il s'écoule une pinte de sérosité rougeâtre. Compression. La sérosité devient lactescente, puis purulente. L'adhésion des parois a lieu plus tard. (Comptes-rendus de l'Académie de médecine, séance du 27 janvier 1827.)

Loin de méconnaître cette affection, Velpeau fut le

premier à établir la distinction qui existe entre ces épanchements séreux et les épanchements de sang. Nous n'en voulons pour preuve que ce passage que nous lisons dans Velpeau : « Une violence extérieure froissant les parties peut, dit ce chirurgien, imprimer à la couche sous-cutanée une telle force d'exhalation, que bientôt il s'établit entre l'aponévrose et les téguments, une collection de sérum. Si ce liquide se maintient en place pendant quelques semaines, la cavité qu'il s'est formée, présente exactement les mêmes caractères que celles des autres cavités closes, séreuses ou synoviales ; les parois sont lisses, onctueuses et régulières. Rien en pareil cas ne permettrait de dire qu'il existe une bourse, une membrane séreuse ou synoviale sous-cutanée ; il est clair que la cavité résulte ici d'un écartement mécanique des lamelles du tissu cellulaire. »

Mais il faut arriver à Morel-Lavallée pour avoir une description complète de ces épanchements. Dans un mémoire remarquable inséré aux *Archives générales de médecine* du mois de juin 1853, ce chirurgien a nettement indiqué les symptômes de l'affection qui nous occupe, ainsi que les moyens de diagnostic et de traitement. Depuis, Follin a consacré quelques lignes à ce sujet dans son Traité de chirurgie, t. I, p. 394. Mentionnons aussi le Dictionnaire encyclopédique des sciences médicales, où MM. Verneuil et Marchand ont consacré un assez long article à l'épanchement traumatique de sérosité. (Dictionnaire encyclopédique des sciences médicales, 1re série, t. XX, 1re partie, p. 121.)

CHAPITRE II

ETIOLOGIE ET MECANISME.

« Les épanchements traumatiques de sérosité se produisent surtout quand, sous l'influence d'une contusion violente la peau se décolle dans une assez grande étendue de tissus sous-cutanés. La pression brusque d'une roue de voiture, qui surprend obliquement les parties et tourne un peu autour d'elles, est la cause la plus puissante de ces décollements traumatiques. » (Follin. Traité de pathologie externe, t. I, p. 394.)

Sur onze cas Morel-Lavallée a noté huit fois la pression d'une roue de voiture. Sur vingt-deux malades, dont Peltier, interne des hôpitaux, relate les observations dans son mémoire sur les épanchements séreux (Mouvement médical de 1869, p. 553), treize avaient vu survenir leur maladie à la suite de la pression d'une roue de voiture. Mais on conçoit facilement que d'autres causes puissent la produire. Ainsi une chute dans un escalier (voir l'obs. IV rapportée ci-après); un éboulement (obs. V); une morsure de cheval, etc. (obs. VI).

Obs. IV. — Epanchement de sérosité produit par une chute dans un escalier. Fonction. Suppuration. Mort. (Observation consignée par Morel-Lavallée.)

Le 22 octobre 1850, entre un homme de 60 ans à

l'hôpital de la Charité, salle Saint-Jean, lit 21. Le malade a fait une chute dans un escalier; il a roulé du 3e au 2e étage. La chute a porté sur le côté droit du bassin et sur la partie correspondante de la cuisse. Le lendemain apparaît une tumeur dans la région où a porté la chute.

Le 7e jour il entre dans le service de Gerdy, suppléé par Morel-Lavallée.

8e jour. Tumeur considérable; elle occupe la région trochantérienne sur une hauteur de 25 centimètres et sur une largeur de 19 centimètres; elle est de forme elliptique, mal circonscrite à l'œil supérieurement, où elle se confond insensiblement avec les parties saines; elle se renfle davantage inférieurement. Elle est entourée à sa base par un bourrelet très prononcé et n'offre pas de changement de couleur à la peau; elle est très molle, fluctuante. A la vue, on suit pour ainsi dire le flux et le reflux.

12e jour. Ponction. Issue de 550 grammes de sérosité.

18e jour. Nouveau liquide, malgré la compression d'un vésicatoire; deuxième ponction: 150 grammes de sérosité colorée, un peu gluante, plus albumineuse. Compression : en six jours réapparition d'une nouvelle quantité de liquide.

24e jour. Troisième ponction; deuxième vésicatoire.

29e jour. Quatrième ponction. Pus. Mèche. Injection de décoction de quinquina.

45e jour. M. Gerdy promène le fer rouge sur le fond de la poche.

47e jour. Subdélire. Mort dans la prostration.

Autopsie. Aucune trace de sang dans les environs du foyer ; le bourrelet périphérique a disparu ; pas de phlébite ni d'abcès métastatiques. (Archives générales de médecine, p. 698.)

C'est là un des rares cas où la mort soit notée ; elle est causée non par l'épanchement lui-même, mais bien par l'inflammation qui vient la compliquer.

Obs. V. — Epanchement traumatique de sérosité à la région lombaire produit par un bloc de pierre. Compresses imbibées d'eau blanche. Immobilité. Guérison. (Observation consignée par Peltier dans le Mouvement médical de 1869, p. 552.

Durt..., François, 45 ans, carrelier, entre à l'hôpital Saint-Antoine le 16 juin 1869; il est couché au nº 8 de la salle Saint-Barnabé (service de M. Tillaux). Occupé dans une carrière et étant un peu baissé pour son travail, il a reçu sur le dos un énorme bloc de pierre qui, après avoir parcouru obliquement tout le trajet de la colonne vertébrale, est tombé sur la jambe droite, qui a été fracturée au niveau des malléoles. On constate en outre dans l'oreille droite une crépitation bruyante ; la respiration est gênée, l'expectoration fréquente, point d'emphysème; il est manifeste qu'il y a fracture de deux ou trois côtes.

Du côté des lombes, dans une étendue en hauteur de 20 centimètres et en largeur de 7 à 8 centimètres, on constate un décollement de la peau qui porte en cet endroit les traces d'éraillures produites par le corps contondant. Il y a sous la peau une vaste poche flasque, à peine remplie à moitié de liquide. Si l'on vient à presser légèrement avec le doigt, on détermine du tremblottement dans la poche ; si l'on vient à souffler, l'on constate aisément l'ondulation produite sur le liquide. On peut d'ailleurs, en examinant avec soin, constater la fluctuation.

17 juin. Diagnostic : épanchement traumatique de sérosité ; fractures de côtes ; fracture de la jambe droite. Traitement : pour les fractures de côtes on applique un bandage de corps ; quant à la jambe, elle est mise dans une gouttière, et le 23 juin on applique un bandage roulé silicaté ; sur les lombes, on ordonne l'application de 12 sangsues.

18 juin. Pas de douleur ; pas de réaction ; mêmes phénomènes du coté des lombes ; application de compresses imbibées d'eau blanche.

20 juin. Pas de changement.

23 juin. La poche tend à se remplir ; elle forme une tumeur peu manifeste.

25 juin. La peau est tendue ; il est assez difficile à présent de constater les phénomènes de tremblement et d'ondulation.

30 juin. Le malade est à peu près dans le même état.

5 juillet. La poche est moins tendue ; la douleur est toujours nulle ; on continue les applications d'eau blanche.

10 juillet. Les phénomènes vont toujours en décroissant.

23 juillet. Le malade à peu près guéri est envoyé à Vincennes.

Voici une observation qui nous a paru d'autant plus intéressante qu'on en trouve moins d'exemples. Il s'agit d'un épanchement consécutif à une morsure de cheval :

Obs. VI. — Epanchement traumatique de sérosité siégeant dans la région dorsale produit par une morsure de cheval. Repos. Guérison.

Jaun... Jules, 35 ans, charretier, entré le 1er septembre 1869, est couché au numéro 1er de la salle Saint-Barnabé (hôpital Saint-Antoine ; service de M. Tillaux).

Cet homme a été mordu par un cheval, dans le dos à plusieurs endroits ; à première vue les morsures paraissent de peu de gravité, les dents n'ont pénétré que très peu dans les tissus. On se borne à mettre quelques cataplasmes émollients.

10 septembre. A la place d'une morsure, située au niveau des 6e, 7e, et 8e apophyses épineuses des vertèbres dorsales, nous constatons l'existence d'un épanchement assez considérable. Tremblottement manifeste, ondulation du liquide. Pas de bourrelet circulaire, pas de crépitation : douleur nulle à la pression. L'épanchement est en nappe et n'est pas nettement circonscrit. Evidemment nous avons affaire à un épanchement traumatique de sérosité, produit dans une poche formée par le décollement de la peau, lors de la morsure du cheval. Le malade guérit d'ailleurs rapidement et au bout de quelques jours il peut être envoyé à Vincennes. (Observation communiquée par M. Cor-

nillon, interne des hôpitaux, et insérée dans le mémoire de Peltier. (*Mouvement médical* de 1869, page 554).

Ainsi donc, pression oblique par une roue de voiture, chute dans un escalier, éboulement, morsure de cheval, etc... voilà les causes brutes, telles que nous les observons. Essayons maintenant de les interprèter.

Velpeau croit « qu'une violence extérieure froissant les parties peut imprimer à la couche sous-cutanée une telle force d'exhalation, que bientôt il s'établit entre l'aponévrose et la peau une collection de sérosité. »

Morel-Lavallée le fait « résider dans la rupture des petits vaisseaux ou des capillaires, dont les extremités froissées ne laissent échapper que la partie la plus ténue du sang. C'est le suintement d'une plaie qui ne saigne plus ; c'est la sérosité roussâtre qui imbibe et colore à peine le premier appareil dans les amputations. (*Archives générales des médecine*, du mois de juin 1853, page 703.)

Enfin dans une leçon clinique, M. Grynfelt, professeur agrégé à la Faculté de médecine de Montpellier, assimile ces collections à des hygromas aigus, formés dans des cavités sous-cutanées, et comparables aux bourses séreuses qui n'en diffèrent que par la lenteur de leur formation. (Epanchement traumatique de sérosité. Broch. in-8°, Montpellier, 1875.)

Nous ferons remarquer que quelques auteurs ne voient là qu'une variété de l'épanchement sanguin ordinaire, avec résorption prompte du caillot et persistance du sérum. C'est l'intérprétation que les anciens chirurgiens donnaient des cas qu'ils avaient observés.

Nous terminerons enfin ce chapitre par uue citation empruntée à MM. Verneuil et Marchand : « Il est certain que ces vastes foyers, à leur début du moins, renferment une certaine quantité de sang provenant de la rupture des vaisseaux qui, traversant les aponévroses, vont se rendre à la face profonde de la peau. La présence de ce sang est révélée par l'ecchymose superficielle et par les résultats de l'examen microscopique des dépôts ; mais la proportion du liquide est si prédominante qu'on ne saurait croire qu'il provienne exclusivement du sang sorti des vaisseaux. Il faut donc lui chercher une autre origine; or, il est un phénomène commun à toute les lésions traumatiques et qu'on doit, par conséquent, retrouver dans la contusion. Nous voulons parler de l'exhalation non sanguine qui provient des surfaces blessées, et qui, dans les plaies ouvertes, imbibe en si grande abondance quelquefois les pièces de pansement.

La composition chimique et la provenance de ce fluide sont mal connues, il faut l'avouer ; on ne s'accorde pas même sur le nom qui lui convient. Ceux-ci l'appellent lymphe plastique, ceux-là simplement sérosité. Il est possible qu'il provienne directement des vaisseaux dont il traverserait les parois, comme dans la production des œdèmes ; il pourrait être sécrété par les parois des espaces conjonctifs agissant à la manière des membrances séreuses. Enfin les lymphatiques, ouverts en même temps que les vaisseaux sanguins, pourraient verser leur contenu dans le foyer. Toujours est-il que le phénomène existe, et que, dans la cavité close des contusions interstitielles, le fluide, quelle que soit sa provenance, doit s'accumuler, ne pouvant s'écouler à l'extérieur. (Dictionnaire encyclopédique des sciences médicales, 1re série, tome 20e, 1re partie, page 122).

CHAPITRE III.

ANATOMIE PATHOLOGIQUE ET SYMPTOMATOLOGIE.

I. — *Anatomie pathologique.*

Dans les quelques lignes que nous consacrerons à l'anatomie pathologique de l'épanchement traumatique de sérosité, nous parlerons du siège de l'épanchement, de la région où il se rencontre le plus souvent, de la poche et du liquide qu'elle contient.

Siège : L'épanchement siège généralement dans le tissu cellulaire sous-cutané. Parmi les rares observations où le foyer a été trouvé loin de la peau, il en est une que Pelletan rapporte dans sa clinique chirurgicale et que nous résumons ici :

Obs. VII. — Epanchement à la jambe produit par la chute d'une pierre. Incision. Mort.

Il s'agit d'un épanchement profond produit par la chute d'une grosse pierre. Cet épanchement, de volume indéterminé, siège à la partie externe et postérieure de la jambe. Le quatrième jour une incision est pratiquée qui donne issue à une quantité de sérosité noire visqueuse.

La plaie ne se referme pas ; il y a prolongement insidieux de l'écoulement ; la fièvre s'allume ; le membre se tuméfie, la gangrène s'en empare et la mort arrive. A l'autopsie, les vaisseaux de la jambe sont sains. La grande quantité de sang fournie par l'incision venait d'un foyer situé entre les muscles gastrocnémiens et les jambiers postérieurs et fléchisseurs communs. (Pelletan, Clinique chirurgicale, t. II, p. 140.)

Région. — Si nous consultons le mémoire publié sur la matière par Peltier, interne des hôpitaux, dans le *Mouvement médical* de 1869, nous trouvons que sur 22 cas d'épanchements de sérosité, 20 ont été notés à la cuisse, 6 aux lombes, 5 à la jambe et un au bras. Sur les 11 malades dont parle Morel-Lavallée, 4 avaient leur épanchement à la cuisse ; 2 à la jambe ; 2 sur les côtés de l'épine vertébrale ; 1 à la partie latérale et antérieure du tronc ; 1 à la paroi abdominale, au-dessus du ligament de Fallope. Parmi les raisons qu'on peut invoquer, pour expliquer la grande fréquence de ces épanchements à la cuisse et aux lombes, il en est deux qui nous paraissent devoir être indiquées ici. D'abord ces régions sont les plus exposées aux contusions et aux pressions extérieures. Disons enfin que la disposition anatomique de ces régions permet, plus qu'ailleurs, le glissement de la peau sur les tissus sous-jacents et laisse ainsi se faire ces décollements sans lesquels l'épanchement ne saurait se produire. Disons enfin que toutes les observations que nous avons parcourues, ont trait exclusivement à des hommes. Cela tient-il à ce que, par la nature de ses occupations, l'homme y est plus exposé, ou bien chez la femme le tissu adipeux rendrait-il plus difficile le décollement de la peau?

Poche. — La poche, autant qu'a pu le permettre l'examen, est une cavité creusée au sein du tissu cellulaire, par la rupture de ses éléments. On l'a trouvée tapissée d'une fausse membrane d'un gris jaunâtre, épaisse de près d'un millimètre et très adhérente aux tissus sous-jacents.

Liquide. — Le liquide est d'une couleur variable. Le plus souvent il est citrin et limpide; d'une fluidité complète et permanente, il a beaucoup d'analogie avec celui de l'hydrocèle. Sa quantité est généralement assez grande (250 à 500 grammes); on a noté des épanchements contenant jusqu'à 2 litres de liquide. Sa densité est, parait-il, celle de la sérosité du sang 1,020 à 1,030. Abandonné à lui-même, dans un vase, il forme un dépôt, peu abondant d'ailleurs. Dans les analyses qu'ils en ont faites, Lebert, Ch. Robin et Quévenne ont trouvé que le dépôt, qui se forme, renferme des gouttelettes graisseuses, des globules blancs et rouges plus ou moins altérés et de la matière colorante du sang précipitée en fines granulations.

Pour plus d'exactitude, nous allons citer quelques uns des passages que M. le professeur Robin consacre à l'analyse du liquide de l'épanchement séreux, dans son excellent traité des humeurs : « Le liquide qui forme les collections de ce genre est de la sérosité à laquelle peuvent se mélanger qnelques globules du sang. Sa couleur est citrine, jaunâtre, elle peut être rougeâtre et même avoir la coloration du sang veineux mais sans cesser de conserver une limpidité particulière.

Au bout de quelque temps de repos, cette sérosité laisse déposer quelques flocons qui ne sont autre chose, que des globules sanguins agglutinés directement. Dans certains d'entre eux ils sont surtout formés par des fibres du tissu cellulaire, quelques vésicules adipeuses et quelques hématies, ainsi que je l'ai vu sur deux liquides de ce genre remis par Morel-Lavallée. Quand on évacue le liquide, soit par la ponction simple, soit par des incisions, on ne rencontre aucun caillot, ce qui indique qu'il n'est point le résultat de la transformation séreuse du sang, de sa coagulation. Quelquefois il prend une consistance plus ou moins visqueuse, on y rencontre ordinairement des globules graisseux qui, en se rassemblant à la surface par le repos prolongé, lui donnent une apparence onctueuse. Ils provienent sans aucun doute de vésicules adipeuses déchirées... Morel-Lavallée a constaté que le dépôt ne représentait que le vingtième de la masse totale, et la sérosité les 19 autres parties, Lebert, Quevenne et moi, qui avons fait les analyses du liquide de quelques épanchements ponctionnés par Morel-Lavallée, avons constaté que la partie restée fluide se compose d'une sérosité analogue à celle de la saignée par la manière dont elle se coagulait et de globules graisseux en quantité variable restés en suspension. Le dépôt montrait des globules de sang plus ou moins décolorés dans les épanchements un peu anciens, des globules de sang en petite quantité et de la matière colorante du sang déposée en petits granules. Souvent les hématies étaient en plus ou grand nombre, soit dentelées, soit sphériques ou gonflées sur une de leurs surfaces seulement. En évaporant la sérosité, on obtint un résidu de 70 millièmes, tandis que le sang donne un résidu de 170 millièmes. Dans le liquide extrait il n'y a point de coagulation spontanée, la fluidité est complète, surtout au moment de l'extraction. (Robin, Humeurs normales et morbides, p. 375-376.)

II. *Symptomatologie.*

La douleur est tantôt presque nulle, ou de peu de durée ; tantôt elle est très vive et persistante. Dans certains cas elle ne se présente qu'au moment de l'accident ; quelquefois au contraire nulle au début, elle apparait quelque temps après et augmente pendant plusieurs jours. On observe alors un mouvement fébrile avec agitation.

La peau a généralement conservé sa couleur normale ; dans certains cas cependant le corps vulnérant a laissé à sa surface une petite ecchymose. (Observat. IX rapportée ci-dessous.)

La gêne qu'éprouvent les malades est très-variable. Aux membres supérieurs, les mouvements sont généralement peu gênés ; mais il n'en est pas de même pour les membres inférieurs. Quand l'épanchement surtout siège au voisinage de l'articulation de la hanche, les mouvements sont très gênés et très douloureux.

La santé, généralement n'est nullement ébranlée, sauf toutefois dans les cas où la suppuration envahit la poche (observation IV rapportée ci-dessus) ; on voit alors survenir les symptômes du phlegmon. Si la phlegmasie ne peut être arrêtée, le malade peut périr épuisé par la seule abondance de la suppuration.

La tumeur a généralement une forme globuleuse ou oblongue. De volume variable, elle peut contenir jusqu'à un et même deux litres de liquide. Assez souvent dès le début, elle est vague, peu apparente ; mais elle se remplit peu à peu et vient proéminer à l'extérieur.

Presque toujours le décollement de la peau est trop considérable pour que le liquide épanché puisse remplir la cavité qui s'est produite ; c'est alors surtout qu'il est facile d'expliquer certains caractères, qu'un examen attentif du malade permet de découvrir ; nous voulons parler du *tremblottement*, de l'*ondulation* et de la *fluctuation*. Quand la malade fait un mouvement de la région où se trouve l'épanchement, on voit que la tumeur *flotte* et *tremble* à l'œil. Si ce signe, qui peut manquer alors surtout que la poche est complètement remplie n'est pas perçu, on peut essayer de souffler sur la tumeur. On voit alors la tumeur non pas se rider, mais *onduler* manifestement sous le souffle. Cette ondulation peut être également produite, et même plus facilement quand on percute légèrement la tumeur avec un ou plusieurs doigts.

Il est un autre phénomène qu'il ne faut jamais

omettre de rechercher, comme d'ailleurs dans toutes les tumeurs liquides ; c'est la *fluctuation*.

Voici de quelle manière on s'y prendra pour la produire : « Il faut tendre la peau qui recouvre l'épanchement, ou même rassembler le liquide dans un coin du foyer, pour bien sentir la fluctuation, suivant l'acception ordinaire de ce mot en chirurgie. Si en cherchant la fluctuation, on laisse à la poche toute sa laxité, le liquide reflue dans le sens de l'impulsion que lui impriment les doigts, comme dans une vessie à demipleine, et ce que l'on perçoit alors, c'est moins une pression transmise qu'un choc; pour se porter d'une main à l'autre, le liquide parcourt en quelque sorte des espaces vides, et frappe le doigt à la manière du marteau d'eau. Quelquefois en refoulant avec un seul doigt brusquement le liquide, du point le plus déclive vers un point plus élevé, sans retirer entièrement le doigt, le flot, en retombant, lui fait éprouver une espèce de choc en retour qui rappelle la sensation du *ballottement* dans la grossesse. » (Morel-Lavallée. *Archives générales de médecine*, un 1853, p. 714.) Disons en terminant qu'il existe un bourrelet, plus ou moins complet, qui se trouve à la base de la tumeur. Pour ce qui est de la transparence de la tumeur, M. Morel-Lavallée ne l'a jamais observée ; plus heureux que lui, Peltier dit, dans son travail, l'avoir observée quelquefois.

Obs. VIII. — Epanchement de la région lombaire produit par une roue de voiture. Ondulation. Tremblottement. Incision. Ponction. Guérison.

Le 4 novembre 1848, Morel-Lavallée fut appelé à Nonancourt pour un malade qui, en sautant en bas d'une diligence sur la route, a été saisi par les roues, il ne sait comment. « A la région lombaire, au milieu de cette région, quoique cependant un peu plus à à droite qu'à gauche, existait une tumeur du volume d'un œuf de dinde, sensiblement aplatie, sans changement de couleur à la peau, dont l'épiderme offrait seulement des éraillures; elle était molle au point qu'on en amenait facilement le sommet en contact avec sa base ; elle était fluctuante, non pas seulement dans le sens habituel du mot; elle ne transmettait pas seulement la pression d'un point à un autre, mais elle était littéralement fluctuante; une légère percussion, un mouvement du malade y déterminaient une véritable ondulation. Sous le doigt, pas de sensation d'écrasement, et à l'entour un bourrelet à peine marqué. Du reste, ainsi que toute la région, la tumeur était le siège d'une douleur assez vive. »

Diagnostic. Epanchement de sang.

Le 3e jour de l'accident (7 novembre), tumeur du volume d'une tête de fœtus et très douloureuse. En présence de la fièvre qui augmente, la suppuration est regardée comme imminente, et on pratique une incision. Au lieu du sang pur qu'on s'attendait à voir sortir, il jaillit un liquide citrin, d'une transparence parfaite jusqu'à l'évacuation complète de l'épanchement. Ce liquide ressemblait de tout point à celui de l'hydrocèle ordinaire. En palpant la tumeur, aucun vestige de sang coagulé. Le liquide dépassait un litre.

Le 6e jour (10 novembre), la tumeur avait reparu et avec elle la fièvre. Par la ponction, issue d'un liquide semblable, seulement un peu plus abondant.

Le 16e jour (20 novembre), le liquide réapparaît encore; troisième ponction; compression et mèche.

Le 44e jour (16 décembre), et après l'établissement permanent de l'évacuation de la sérosité au moyen de la mèche, la guérison est définitive. (Morel-Lavallée.)

Cette observation est la première qui décrit complètement et avec le plus grand soin l'épanchement primitif de sérosité à la suite d'une contusion. Tous les caractères y sont notés, et l'ondulation surtout, ce symptôme si important y est nettement indiqué.

Obs. IX. — Epanchement produit par une roue de voiture. Ponction. Guérison.

Bouteloup, blanchisseur, tombe de sa voiture et une roue lui passe sur la cuisse. Le lendemain sur la partie contuse, apparaît une ecchymose représentant une bande oblique de haut en bas et de dedans en dehors, d'une étendue transversale de trois doigts, et qui semblait, par sa direction, figurer le trajet de la roue, comme elle en avait la longueur.

Le 2e jour (28 mars), le blessé entre à l'hôpital de

la Charité, salle Sainte-Vierge, n° 37, service de M. Velpeau. Ce ne fut que vers le sixième jour qu'on s'aperçut de l'existence d'une tumeur. Repos et compresses d'eau blanche.

20e jour. Au-dessous de l'arcade crurale, la tumeur occupe, dans une hauteur égale à trois fois la largeur de la main, le devant de la cuisse, dans la moitié environ de sa circonférence. Dans les mouvements elle flotte et tremble à l'œil. En soufflant dessus on produit des ondulations; si l'on tend la peau qui la recouvre, on perçoit la fluctuation. La poche est incomplètement remplie et dans les changements de position du membre, un flot se portait dans les points les plus déclives, en frappant le doigt; à la manière de ce qu'on appelle en physique le marteau d'eau.

La laxité de la peau, la facilité avec laquelle on y forme un pli, indiquent que la collection est sous-cutanée. Il y a peu de douleur à la pression. L'ecchymose ne s'étendait pas au delà de la tumeur; pas de transparence, pas de bourrelet périphérique. Devant Velpeau, Morel-Lavallée porte le diagnostic d'épanchement traumatique de sérosité et la ponction est pratiquée avec un bistouri. Il sortit un jet de sérosité jaunâtre, d'abord légèrement teintée du sang de l'incision, puis bientôt transparente. On applique un bandage compressif.

22e jour. Aucune douleur depuis l'évacuation de l'épanchement. Le liquide s'est reproduit, mais dans de faibles proportions. On ne le sent que lorsqu'une main le repousse dans un point de la poche qui devient tremblant à une percussion légère, si la tension de ce recoin du kyste est faible, et qui devient fluctuant, si cette tension est plus forte. Etat général excellent.

Jusqu'au 30e jour (10e jour de l'opération). Rien à noter qu'une augmentation progressive, mais plus marquée du liquide.

En rassemblant le liquide dans un coin de la poche, on sent, comme auparavant, la fluctuation dans ce point circonscrit. En pressant un point déclive avec les doigts qu'on retire promptement, sans abandonner la peau, on sent un tremblottement, un choc en retour du liquide, un véritable ballottement. Même traitement.

Le 31e jour (11e jour de l'opération). Vésicatoire volant.

Le 33e jour (13e jour de l'opération). Le vésicatoire n'a amené que très peu de sérosité sous la peau. Le liquide de la poche a sensiblement diminué; il est relégué dans la portion la plus déclive, en dehors. Plus de choc en retour ni de ballottement. La pression et la percussion de la partie antérieure ou moyenne de la poche ne retentissent plus sur les points déclives, ce qui indique une lacune dans la nappe liquide.

La résorption du liquide est très avancée.

Le 39e jour (19e jour de l'opération, 5 mai), le malade sort, sur sa demande, dans l'état précédent. (Morel-Lavallée.)

Obs. X (personnelle). — **Epanchement traumatique de sérosité à la cuisse et à la région pubienne.**

Le nommé Prévost, Alphonse, menuisier déménageur, âgé de 48 ans, d'un tempérament sanguin, entre à l'hôpital de la Pitié, le 25 octobre 1876, salle Saint-Gabriel, lit n° 9, service de M. Labbé, supplée par M. Marchand.

Il y a onze jours, d'après ce que raconte le malade, une voiture de déménagements, chargée de meubles, est passée sur sa cuisse droite. Une seule des roues l'a blessé, la voiture ayant été arrêtée immédiatement.

La roue est passée obliquement de bas en haut et de gauche à droite. Aussitôt après l'accident, il a appliqué sur la partie contuse des compresses d'eau sédative et s'est couché pendant une huitaine de jours. Dans la journée il se levait pourtant un peu et marchait, mais sans se livrer à aucun exercice violent ou prolongé.

Le 25 octobre, il voit apparaître sur la cuisse une enflure légère d'abord, mais qui a pris des proportions considérables à la suite du trajet assez long que le malade a été obligé de faire pour se rendre à l'hôpital. Il voit en même temps se former à la région pubienne, une tumeur du volume d'un petit œuf de poule.

Le 26, à l'examen, on ne trouve aucune teinte ecchymotique, si ce n'est sur la verge et au scrotum qui ont dû être comprimés par le tiraillement des vêtements, et qui ne sont du reste le siège d'aucune lésion importante. Il n'y a aucune fracture du membre inférieur, pas plus que des os du bassin. Le gonflement, au dire du malade, a beaucoup diminué depuis la veille. Nous allons l'étudier séparément sur les deux régions où il s'est produit.

1° La partie de la cuisse, comprimée par la roue, est le siège d'une tuméfaction appréciable à la vue. C'est sur sa face antérieure, entre sa partie moyenne et l'épine iliaque antéro-supérieure, que l'on trouve une tumeur molle, très-fluctuante, sans changement de couleur ni de température de la peau. Bien superficiellement et immédiatement au-dessous de la peau, entre celle-ci et l'aponévrose fémorale, on perçoit la sensation d'un liquide très mobile, qui ne peut être qu'un épanchement de sérosité ; diagnostic qui est porté d'ailleurs par M. Marchand.

2° *Région pubienne.* On voit une petite tumeur oblongue, de 8 centimètres environ de longueur sur 4 de largeur, fluctuante, obliquement dirigée de haut en bas et de droite à gauche, et suivant à peu près le trajet du canal inguinal. Par un examen attentif, on voit que celui-ci est libre, et que le cordon présente le volume et la consistance qu'il a à l'état sain. Du reste l'épanchement paraît entièrement sous-cutané, et la lésion ne doit atteindre aucun organe profond. Nous avons donc encore probablement ici un épanchement séreux qui a dû se produire par suite du tiraillement de la peau de la région pubienne. Les deux cavités paraissent ne pas communiquer ensemble. — L'état général du malade est excellent ; pas de fièvre, aucun désordre dans les fonctions.

Le 27. L'état est le même ; cependant la tumeur de la région pubienne a sensiblement diminué.

Le 28. La tumeur de la cuisse est toujours la même; celle de la région pubienne n'est plus appréciable. On pratique la ponction avec l'aspirateur Dieulafoy et il sort environ 300 grammes d'un liquide transparent, d'une couleur jaune rougeâtre, rappelant celle de l'urine mêlée à du sang. On applique un bandage roulé ouaté compressif.

Huit jours après, le malade sort parfaitement guéri.

CHAPITRE IV

DIAGNOSTIC. — MARCHE. — DURÉE ET TERMINAISON. PRONOSTIC. — TRAITEMENT.

1° *Diagnostic.*

Pour arriver à faire le diagnostic de l'épanchement traumatique de sérosité, on tiendra compte des circonstances et des symptômes qui ont précédé l'apparition de la tumeur. On aura beaucoup de présomptions en faveur de l'existence de la maladie que nous étudions ici, quand on saura que la tumeur a été produite par un choc ou une pression obliques, toutes conditions que réunit d'ailleurs le plus souvent le passage d'une roue de voiture.

Les éléments de diagnostic seront fournis par la forme étalée de la tumeur, sa réplétion incomplète, surtout au début, et enfin les phénomènes qu'on peut y remarquer, tels que le *flottement*, l'*ondulation*, le *tremblottement* à l'œil et au toucher, et enfin le *bourrelet périphérique*.

Occupons-nous maintenant du diagnostic différentiel ; disons comment on pourra distinguer un épanchement traumatique de sérosité, d'un épanchement de sang, d'un épanchement purulent, et quelquefois d'autres tumeurs, telles qu'adénites suppurées ou anévrysmes. Bien qu'il ne soit pas toujours facile de distinguer un épanchement sanguin d'un épanchement de sérosité, disons qu'on devra considérer l'existence de ce dernier comme certaine, quand la tumeur ondulera sous le souffle et tremblottera par suite des mouvements imprimés à la région malade. De plus, le bourrelet qui le limite à la périphérie est tout différent de celui qu'on observe autour d'un épanchement sanguin. Le premier donne au doigt une sensation d'induration, tandis que le dernier donne à la pression une crépitation spéciale, dite sanguine, et qui tient à l'écrasement des parties fibrineuses du sang. M. le professeur Verneuil, qui considérait autrefois ce diagnostic comme *raffiné*, le croit au contraire facile aujourd'hui. (Voir l'obs. XI rapportée ci dessous.) Pour distinguer l'épanchement qui nous occupe de l'épanchement purulent, on arrivera aisément au diagnostic, si l'on tient compte du mécanisme, des antécédents et des circonstances concomitantes; l'absence d'ondulation et de tremblottement lèverait tous les doutes.

On éliminerait bien vite la possibilité d'un anévrysme, par la connaissance seule des caractères propres à cette tumeur. Enfin les abcès froids et les adénites suppurées pourraient être si difficilement confondus avec la tumeur qui nous occupe, que nous croyons inutile d'insister.

Obs. XI (recueillie par M. Nepveu interne de M. Verneuil). — Epanchement traumatique de sérosité à la face interne de la jambe. Vésicatoire. Compression. Guérison.

Mat..., 32 ans, camionneur, salle Saint-Augustin, nº 12, 1869 (service de M. Verneuil).

Deux mois avant son entrée dans le service, un camion vide lui passe sur la jambe droite, vers la partie moyenne. Tuméfaction assez considérable le jour même, puis ecchymose noirâtre le lendemain. La tuméfaction augmente de volume, le jour qui suit l'accident. Le malade applique de l'eau blanche et continue à marcher, mais à grand peine. Au bout de huit jours il ressent de nouveau quelques douleurs, puis bientôt elles disparaissent. Depuis ce moment aucune douleur, aucune souffrance.

Au moment de son entrée, il porte sur la face interne du tibia une collection d'environ 18 centimètres de long sur 5 ou 6 centimètres de large en haut, et 8 ou 10 en bas. Elle est très fluctuante. Quand on la touche en un point, une ondulation du liquide se produit dans toute l'étendue ; dans la partie supérieure elle est complètement indolente ; en bas au contraire la tumeur un peu douloureuse, fait singulier, s'accroît, mais par en haut. En bas se trouve une espèce de bourrelet assez dur, qui semble faire obstacle à la progression du liquide en ce sens, si bien même que cette barrière se trouve dépassée latéralement, et que la tumeur liquide empiète un peu sur les jumeaux.

On arrive facilement, en déprimant la tumeur liquide qui a peu d'épaisseur, sur le tibia qui est irrégulier, parsemé d'ostéophytes.

M. Verneuil se prononce sans *la moindre hésitation possible* pour un épanchement de sérosité.

Il fait immédiatement appliquer un vésicatoire. L'épanchement diminue peu ; ce n'est que vers le sixième vésicatoire et en employant la compression en même temps, qu'on peut venir à bout de ce vaste décollement.

2° *Marche. Durée. Terminaison.*

La marche de l'épanchement traumatique de sérosité est ordinairement lente. Quelquefois la présence du liquide n'a été constatée que fort tard. Le plus souvent néanmoins on peut, après l'accident, voir se collecter une plus ou moins grande quantité de liquide, qui va généralement en augmentant, jusqu'à remplir complètement la poche formée sous l'influence du corps contondant. Abandonné à lui-même, cet épanchement se résorbe fort lentement, et il n'est pas rare de le voir persister plusieurs mois. « Toutefois cette persistance n'est pas constante, car nous avons vu chez un sujet, jeune à la vérité, une énorme collection de la région dorsale formée à la suite d'une chute d'un lieu élevé et qui disparut en quarante-huit heures, bien qu'elle présentât tous les signes de ces épanchements réputés réfractaires à l'absorption. Quoi qu'il en soit, la forme chronique existe et s'observe assez fréquemment. » (MM. Verneuil et Marchand déjà cités.)

Quand la tumeur est abandonnée à elle-même, elle provoque rarement des accidents, d'autres fois cependant il peut se déclarer des accidents phlegmosiques dont la mort est quelquefois la conséquence.

On comprend que cette complication puisse se produire par le fait seul de la violence de la contusion.

La durée de ces épanchements est indéterminée. Il faut souvent plusieurs mois pour triompher de cette maladie, étant donnée la tendance de la cavité, une fois vidée, à se remplir de nouveau.

3° *Pronostic.*

Le pronostic, d'une manière générale, est peu grave ; ce qu'on a le plus à redouter, c'est l'inflammation de la poche à la suite de la contusion, de la ponction ou de l'incision.

4° *Traitement.*

Le traitement a pour but : 1° de supprimer le liquide et 2° la poche.

Pour supprimer le liquide on aura recours à la ponction et à l'incision. On ne négligera cependant pas la compression, car elle peut, en aidant la nature, amener la guérison ; c'est ce que prouve l'observation suivante :

Obs. XII. — Epanchement de sérosité à la partie externe de la jambe. Repos. Compression. Guérison.

Rave..., chiffonnier, 39 ans, entre à l'hôpital Saint-Antoine, salle Saint-Barnabé (service de M. Tillaux), le 27 juillet 1869.

Sur la partie externe de la jambe droite du malade est passée une roue de voiture assez fortement chargée. Il se releva assez souffrant, garda le lit plusieurs jours et finalement reprit ses occupations. Cependant il n'avait pas repris complètement l'usage de ses membres, et il s'aperçut 20 jours environ après l'accident qu'il était plus volumineux que celui du côté opposé; en marchant il sentait comme un *ballottement* dans la jambe; il avait la *sensation produite par un flot de liquide déplacé*. Deux jours plus tard, le 27 juillet, il se présente à la consultation et on l'admet à la salle Saint-Barnabé. On constate alors qu'à la partie externe de la jambe droite, la peau est décollée dans une assez grande étendue ; commençant un peu au-dessous du genou, le décollement va jusque vers le tiers inférieur de la jambe ; il présente en hauteur de 22 à 25 centimètres et en largeur de 8 à 10. Il est limité à peu près par la crète du tibia. A la *palpation* on a manifestement la *sensation d'un liquide*, *flottant dans une poche non remplie* ; si on *frappe* sur la tumeur, on la fait *onduler* d'une manière très visible. D'ailleurs on peut facilement, refouler le liquide et si on dit au malade de se lever, on voit aussitôt le liquide faire saillie à la partie la plus déclive.

On conseille le repos au malade pendant quelques jours ; on ne trouve aucune amélioration. M. Tillaux ordonne alors une *compression méthodiquement faite*. Au bout de 12 jours on enlève le bandage ; le liquide a disparu, le recollement de la poche est à peu près complet et le malade est envoyé à Vincennes le 14 août. (Peltier, *Mouvement médical* 1870, page 16.)

Comme le montre cette observation, on pourra tirer grand profit de la compression, associée au repos. On pourra avoir aussi recours aux médicaments révulsifs, tels que l'extrait de saturne et les vésicatoires.

Dans le cas où il est nécessaire de donner issue au liquide, nous préférons la ponction à l'incision, car cette première opération nous paraît plus propre à préserver le malade de l'accident qu'on a toujours à redouter, la suppuration de la poche. Tout autre sera la manière de faire du chirurgien s'il y a déjà inflammation de la tumeur. Dans ce cas, il donnera la préférence à l'incision.

Généralement la ponction seule ne guérit pas, car le liquide se renouvelle presque toujours. On n'oubliera jamais que si la première indication est de *supprimer le liquide*, la deuxième est de *supprimer la poche*. Pour arriver à ce dernier résultat, il faut obtenir l'inflammation adhésive de ses parois, sans suppuration. Le chirurgien dispose dans ce but de plusieurs moyens.

Il essaiera d'abord de la compression qui devra être faite méthodiquement et avec soin pendant un temps assez prolongé. Les vésicatoires volants pourront lui donner de bons résultats ; il en est de même de la mèche qui a donné quelques succès. Si tous ces moyens échouent, il emploiera l'injection iodée immédiatement après la ponction.

L'observation suivante due à Laugier est un bel exemple de l'efficacité de ce traitement :

Obs. XIII. — Hôpital de la Pitié, salle Saint-Gabriel, n° 30, 12 juin 1852. Marsille (Charles-Benjamin), né à Quérieux (Somme), 42 ans, charretier, rue de Charenton, n° 20, à Bercy.

Marsille (Charles-Benjamin), né à Quérieux (Somme), 43 ans, charretier, rue de Charenton, n° 20 à Bercy.

Cet homme tombe de sa voiture, et une des roues lui passe sur la partie interne de la cuisse gauche, de l'extrémité vers l'aine. Le lendemain, gonflement de la région et ecchymose. Deux jours après le blessé entre dans un hôpital. On ne le garde que six jours sous prétexte qu'il n'avait rien de cassé ; on lui applique des ventouses scarifiées et il prend deux bains. Sorti de l'hôpital. il reste six semaines au lit; il reprend alors son métier de charretier et le continue 15 jours. C'est à cette époque c'est-à-dire au bout de deux mois, que Marsille est reçu dans le service de Laugier. Après cinq semaines de séjour, ce chirurgien pratique une première ponction qui donne issue à un litre au moins de sérosité noirâtre, s'écoulant en jet. (Eau blanche, compression.) Quinze jours après, c'est-à-dire le 12 août, la poche qui s'est remplie de nouveau est vidée par une seconde ponction. Il ne sort cette fois qu'un demi-litre de liquide.

Aucune trace de caillots ni dans la sérosité ni dans la poche. Giraldès, chargé du service, en remplacement de Laugier, fit la quatrième ponction deux mois et neuf jours après la troisième, le 29 octobre. Il s'écoule deux verres d'un liquide moins foncé que celui des autres ponctions. Une injection iodée est faite et ne cause aucune douleur ni sur le moment ni après. On applique un bandage compressif. Au bout de quelques jours il ne reste plus, dans le lieu qu'occupait la collection, qu'un peu de sensibilité à la pression, dernier vertige qui ne tarde pas à disparaître.

Cette observation nous montre un épanchement séreux vidé sans résultat par trois ponctions successives, et guéri rapidement par une quatrième ponction, suivie d'une iujection iodée. Disons cependant que ce moyen thérapeutique n'est pas sans danger, car il peut exposer à l'inflammation et par suite à la suppuration de la poche. Aussi voyons-nous qu'il sera le plus souvent préférable de tenter la ponction seule qui a quelquefois donné de très bons résultats, ainsi que le prouve l'observation suivante, recueillie dans le *Mouvement médical* de 1870, p. 41 :

Obs. XIV. — Epanchement séreux à la partie externe et supérieure de la cuisse droite et de la cuisse gauche. Repos. Ponction. Guérison.

Jouau, 37 ans, charretier, est entré le 10 décembre 1869 à l'hôpital Saint-Antoine, salle Saint-Christophe, service de M. Labbé. Cet homme conduisait une lourde voiture chargée de terre glaise, s'est laissé tomber et avant qu'il ait pu se relever, les roues de la voiture lui passaient sur les deux cuisses de gauche à droite. Il lui fut impossible de se relever ; il fut alors transporté à l'hôpital.

Le 11 décembre. La cuisse gauche est fracturée au niveau de la partie moyenne. La jambe droite ne présente aucun phénomène apparent, autre que les traces d'une violente contusion.

Le 12 décembre. A la visite du matin, le malade attire l'attention du chirurgien sur la partie externe de sa cuisse droite qui est le siège d'une tumeur assez considérable. On constate, en effet, un décollement traumatique de la peau qui est un peu flasque et qui recouvre un épanchement parfaitement délimité par un rebord saillant, dur, nullement crépitant. En appliquant les doigts sur cette tumeur, on perçoit une fluctuation très évidente ; bien plus, en plaçant la paume de la main à la partie supérieure, et en appuyant légèrement sur la partie opposée avec la pulpe du doigt, on perçoit la sensation d'un choc ou d'une ondulation.

Lorsque le malade remue le membre, on remarque un ballottement très manifeste. La peau ne présente à ce niveau aucune couleur anormale ; seulement, à la partie supérieure il existe une vaste ecchymose, qui s'étend loin vers la partie postérieure du tronc. Les dimensions de la poche sont assez considérables ; elles sont en effet de 21 centimètres en hauteur et de 12 en largeur.

Le 19. Aucun traitement n'est pratiqué. Cette tumeur, située à la partie externe de la cuisse droite, n'est pas la seule que porte le malade; on en constate une autre sur la cuisse gauche, dans un point à peu près symétrique à celui occupé par la tumeur à la cuisse droite. Cette tumeur est d'ailleurs beaucoup plus petite que celle qui est située de l'autre côté; la fluctuation y est pourtant très évidente ainsi que l'ondulation et le flottement. Pour n'avoir pas à revenir sur ce petit épanchement séreux, disons de suite qu'il guérit rapidement, en quelques jours, sans autre traitement que le repos.

Le 20. Aucun fait bien important n'est noté jusqu'à ce jour; on constate seulement que la poche se remplit de jour en jour et que la peau devient de moins en moins flasque.

Le 27. M. Labbé se décide à faire une ponction dans cette tumeur qui est maintenant complètement remplie. Pour cette opération, il emploie l'aspirateur sous-cutané de M. Dieulafoy, à l'aide duquel il retire 450 grammes d'un liquide séro-sanguinolent.

Le 1er janvier 1870. Le liquide ne s'est pas reproduit; aucun traitement n'est d'ailleurs prescrit; le malade garde seulement le repos auquel il est condamné par sa fracture de cuisse.

Le 20. L'épanchement ne s'est pas reproduit.

Ainsi donc, voilà un malade chez lequel une ponction seule a suffi pour amener la guérison.

CONCLUSIONS.

Voici les conclusions qui nous paraissent ressortir de ce travail :

1° L'épanchement traumatique primitif de sérosité a été connu par Pelletan, Cloquet et Velpeau, mais c'est Morel-Lavallée qui l'a décrit le premier d'une façon complète.

2° L'épanchement siège généralement dans le tissu cellulaire sous-cutané, et c'est aux régions crurale et dorsale qu'on l'observe le plus souvent. La sérosité contenue dans la poche renferme quelques globules graisseux et des globules de sang décolorés ou déformés.

3° Produit par une contusion violente, cet épanchement s'observe le plus souvent à la suite du passage d'une roue de voiture qui surprend obliquement les parties et tourne un peu autour d'elles, en produisant de vastes décollements.

4° La douleur est fort variable ; elle est même nulle quelquefois. La tumeur présente à l'observateur certains symptômes qui sont : le *flottement*, le *tremblottement*, l'*ondulation*, la *fluctuation* et le *bourrelet périphérique*. Avec ces données, on peut à peu près constamment différencier un épanchement séreux des épanchements sanguin et purulent.

5° Rapidement collecté, l'épanchement diminue fort lentement ; sa durée est de quinze jours à un ou plusieurs mois ; le pronostic n'est grave qu'autant qu'il survient une complication ; celle qui s'observe le plus souvent est l'inflammation de la poche.

6° Pour en amener la guérison, on dispose de plusieurs moyens. On supprime le liquide au moyen de vésicatoires, d'incisions, de ponctions, etc... ; on arrivera à supprimer la poche au moyen de l'injection iodée, de la compression, etc.

A. PARENT, imprimeur de la Faculté de Médecine, rue Mr-le-Prince, 31.

www.ingramcontent.com/pod-product-compliance
Ingram Content Group UK Ltd.
Pitfield, Milton Keynes, MK11 3LW, UK
UKHW021025200726
13857UKWH00004B/1596

9 782011 925398